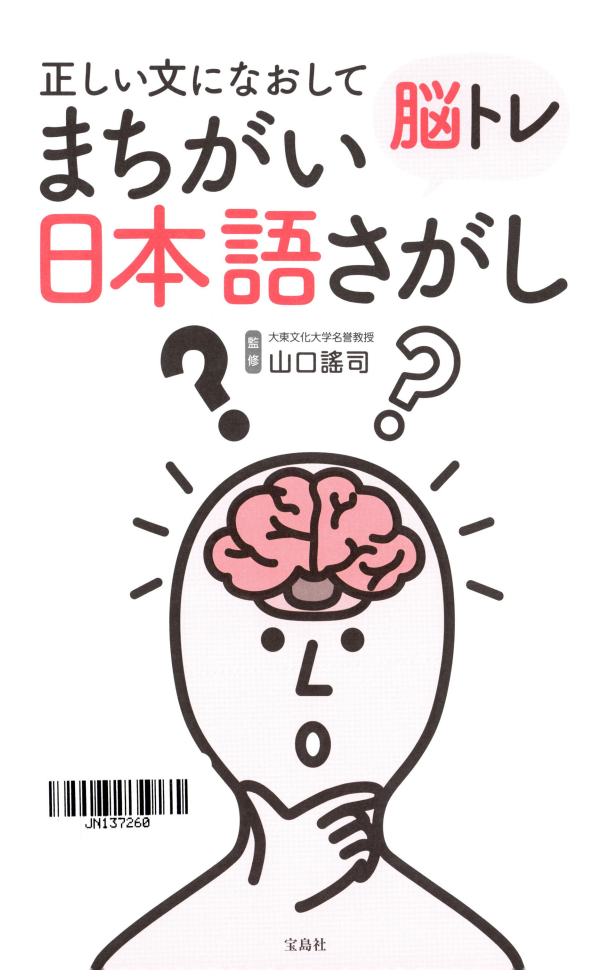

正しい文になおして

# まちがい日本語さがし

脳トレ


監修 大東文化大学名誉教授
山口謠司

宝島社

# はじめに

「最近、物忘れが多くなったな……」
「頭の中がモヤモヤして、考えがまとまらない」

60歳以上でそんな悩みを抱えている方は、少なくないでしょう。それもそのはず。2024年、スタンフォード大学（アメリカ）と南洋理工大学（シンガポール）の研究チームが、「人間は最初は44歳の頃と次に60歳の頃で急激に老化が進む」という研究結果を発表したように、医学の進歩によって平均寿命は延びましたが、「肉体の品質保証期間」はそれほど変化がないからです。

しかし、**筋肉と同じく脳もトレーニングによって、加齢による衰えを緩やかにすることが可能です。**

記憶力・判断力・言語能力・遂行力・計算力といった認知機能の低下を抑制するには、脳に刺激を与えて脳内の血流を良くすることが必要になります。

そこで本書では、**文章の中に隠された「まちがい」を見つけ出すことで、前述の5種類の認知機能が自然と鍛えられる書き込み形式の問題を多数用意しています。**

1ページの問題を解くのにかかる時間は、難易度にもよりますが5分から10分ほど。気軽に取り組んでもらえるようになっています。

**毎日コツコツ解き続ければ、きっと効果を実感できますので、ぜひ最後まで解くようにしてください。**

なお、人間の脳は覚えたことを1時間後には約半分、さらに1日後には約7割も忘れるそうです。そのため、前の日に解いた問題を、新しい問題を解く前に復習しておくと、せっかく覚えた知識や語彙力を長く覚えておくことができるのでお勧めです。

それでは、鉛筆を用意して脳トレを開始しましょう。

**山口謠司**

# 本書の使い方

本書は初級編、中級編、上級編、超級編の４つの章に分かれており、章が進むほど問題文に隠された「まちがい」が見つけづらくなります。さらに同じ章内でも、難易度の★の数が増えるほど、難しくなっていきます。

出題番号の右に、問題文に隠された「まちがいの数」を示していますので、自分が「まちがい」だと思う箇所を○で囲んで正しくなおしましょう。
解答と解説は次のページに掲載しています。

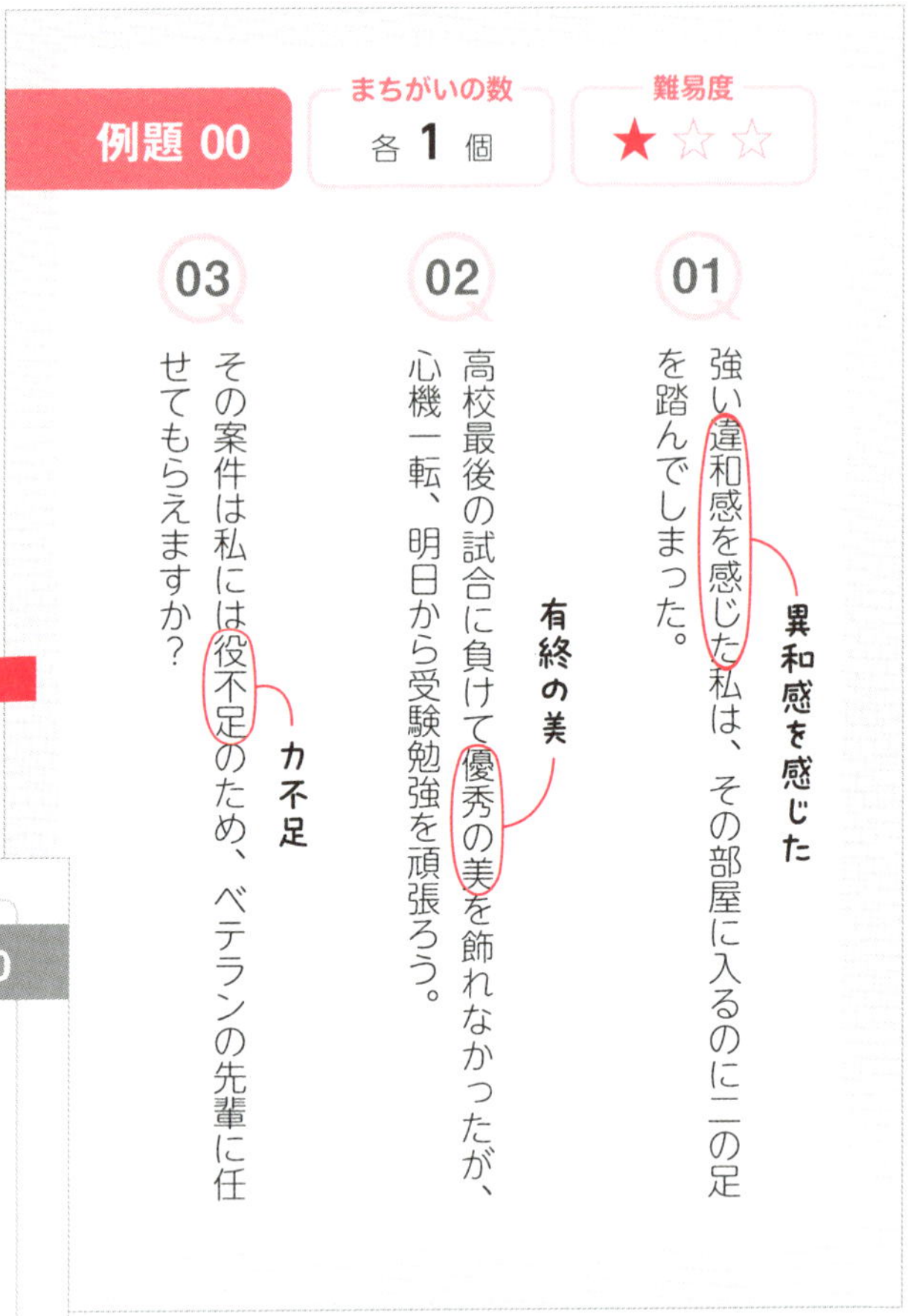


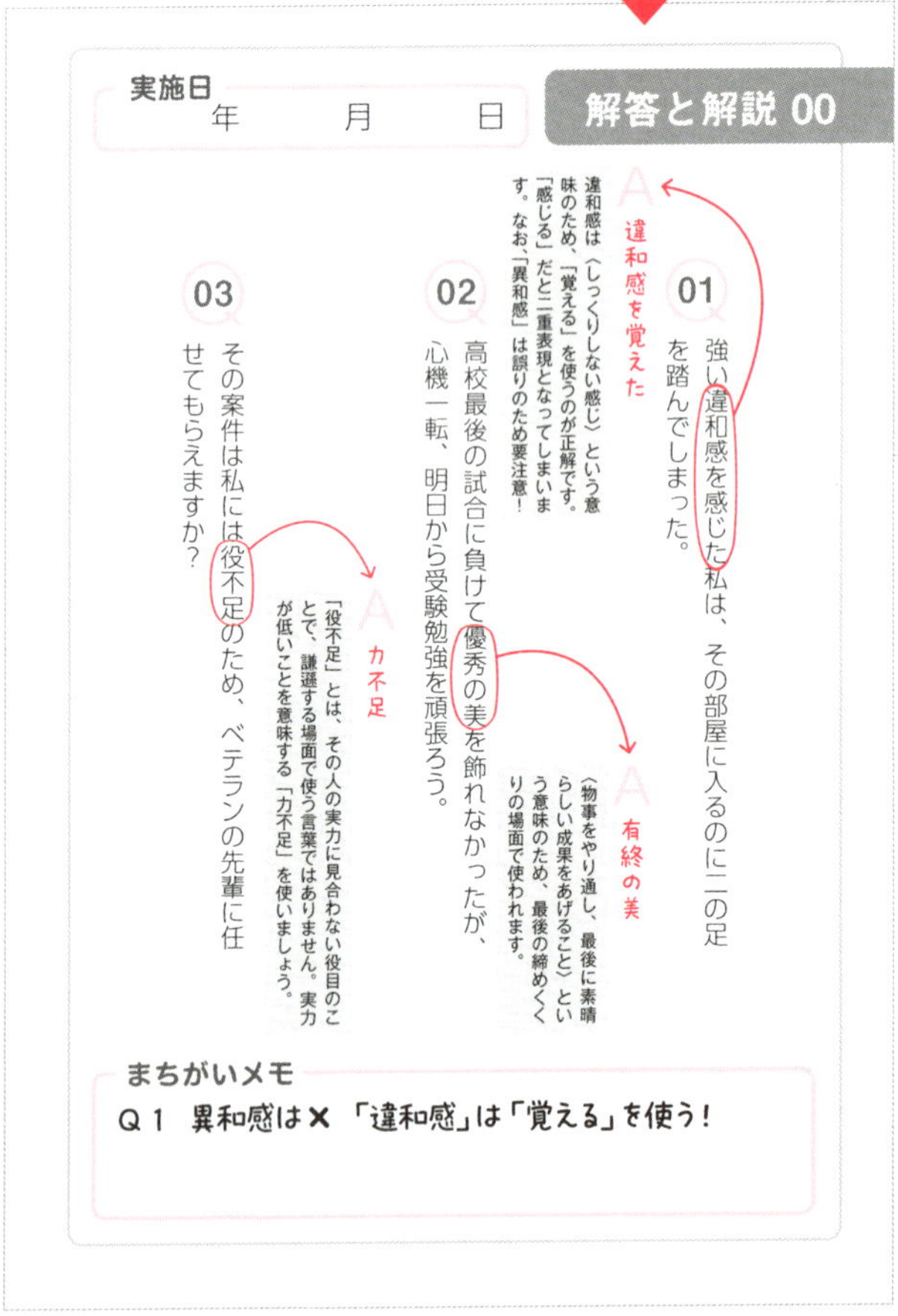


答え合わせをして、まちがえた場合は、同じまちがいをしないために、下に設けた「まちがいメモ」のスペースにメモしましょう。また、問題文で気になったこともメモしましょう。

文学・雑学の知識がないと解くのが難しい問題も含まれていますが、どこがまちがいかを当てるだけでも脳トレになります。

# 目　次

# 初級編

日本語には同音異義語や特別な意味を持つ慣用表現が多数存在します。まずは、初歩的な問題で脳の準備運動を始めましょう。

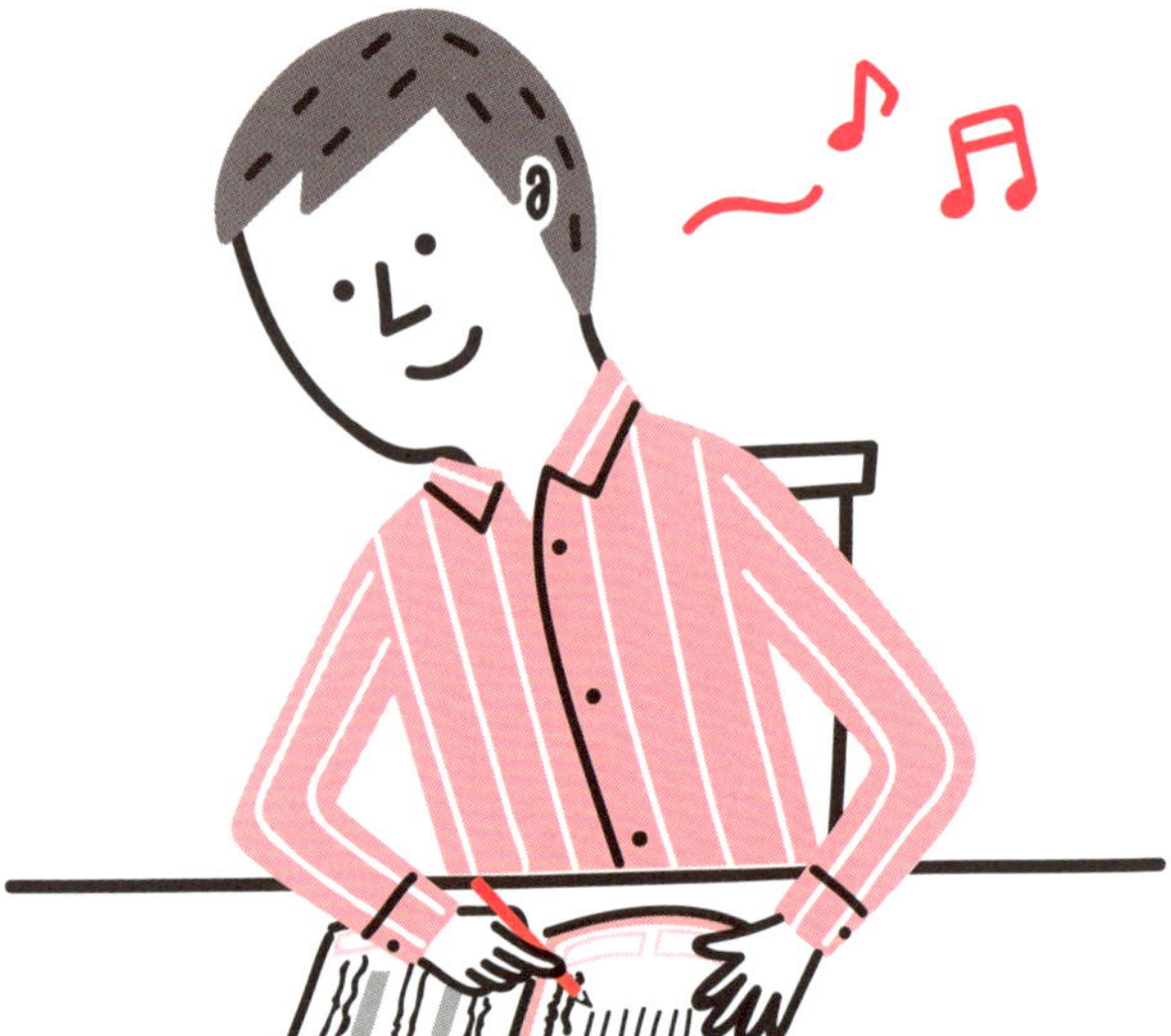

## 初級 01

まちがいの数
各 1 個

難易度
★☆☆

01

桃山くんは几張面な性格だから、経理課への配属は適材適所といえるね。

02

あまりに厚顔無恥な発言だったため、二の句が告げなかった。

03

主演俳優は知名度こそ低いが、下積みが長かったらしく、今回の舞台では油が乗った演技で観客を魅了した。

実施日
年　　月　　日

## 解答と解説 01

**Q 01**

桃山くんは几張面な性格だから、経理課への配属は適材適所といえるね。

**A** 几帳面

〈細部まで行き届いてきちんとしている〉という意味で、平安時代に部屋の仕切りに使った几帳という家具が語源です。

**Q 02**

あまりに厚顔無恥な発言だったため、二の句が告げなかった。

**A** 継げなかった

「二の句が継げない」は〈あきれて次の言葉が出てこない〉という意味の慣用表現で、「二の句が告げない」は誤りです。

**Q 03**

主演俳優は知名度こそ低いが、下積みが長かったらしく、今回の舞台では油が乗った演技で観客を魅了した。

**A** 脂

「脂が乗る」は〈取り組んでいることの調子が出てくる〉という意味で、魚や鳥などの脂肪分が増えて食べごろになることが語源です。そのため「油」の字は誤りです。

まちがいメモ

# 初級 02

まちがいの数
各 1 個

難易度
★☆☆

01

中途採用の新人は即戦力という触れ込みだったが、仕事を任せてみたら期待倒れだった。

02

この写真は、2024年の体育の日に開催されたテニス大会で優勝したときのものです。

03

英語は25種類のアルファベットを組み合わせて音を作りますが、日本語の仮名文字は1字で1音を表します。

実施日
年　月　日

# 解答と解説 02

## Q 01

中途採用の新人は即戦力という触れ込みだったが、仕事を任せてみたら期待倒れだった。

A 期待外れ

〈結果が予測とくいちがう〉という意味です。「見掛け倒し」と混同しないよう注意しましょう。

## Q 02

この写真は、2024年の体育の日に開催されたテニス大会で優勝したときのものです。

A スポーツの日

「体育の日」は1964年の東京オリンピックを記念して制定された祝日で、2020年に「スポーツの日」に改称されました。

## Q 03

英語は25種類のアルファベットを組み合わせて音を作りますが、日本語の仮名文字は1字で1音を表します。

A 26

AからZまで英語のアルファベットを数えたら、「26種類」だとわかりますね。ちなみに、イタリア語は21種類、スペイン語は27種類です。

まちがいメモ

## 初級 03

まちがいの数
各 1 個

難易度
★☆☆

01

父親がお人好しで苦労した私は、「保障人には絶対になるな」と子どもたちに言い含めた。

02

2020年に開催された東京オリンピックは、日本開催としては夏冬通算4回目のオリンピックだ。

03

孫である娘にもひどい態度をとる姑に怒り心頭に達した私は、姑との絶縁を決めた。

実施日
年　月　日

## 解答と解説 03

Q 01
父親がお人好しで苦労した私は、「保障人には絶対になるな」と子どもたちに言い含めた。

A
保証
〈立場や権利を保護すること〉を意味する「保障」ではなく、〈人やものにまちがいがないことを請け負い、責任を持つこと〉という意味の「保証」が正しいです。

Q 02
2020年に開催された東京オリンピックは、日本開催としては夏冬通算4回目のオリンピックだ。

A
2021年
新型コロナウイルスの感染拡大により、2020年開催予定だった東京オリンピックは翌2021年に延期されましたね。

Q 03
孫である娘にもひどい態度をとる姑に怒り心頭に達した私は、姑との絶縁を決めた。

A
発した
「心頭」とは〈心の中〉のことです。つまり〈激しい怒りの感情が〈心から〉湧き上がる〉という意味で「怒り心頭に発する」が正解になります。

まちがいメモ

## 初級 04

まちがいの数
各 1 個

難易度
★☆☆

01

彼は誰に対しても腰が軽く、威張っているところを見たことがない。

02

武田信玄の居館があり、江戸時代に幕府の城が建設されたため、山梨市は県庁所在地となっている。

03

老眼が始まったのか、趣味のレース編みで網目が見づらいのが最近の悩みの種です。

実施日
年　月　日

# 解答と解説 04

Q 01
彼は誰に対しても腰が軽く、威張っているところを見たことがない。

A 低く
「腰が軽い」は〈すぐ行動に移す〉という意味のため、文脈的には〈人に対して謙虚である〉という意味の「腰が低い」を用いるのが適切です。

Q 02
武田信玄の居館があり、江戸時代に幕府の城が建設されたため、山梨市は県庁所在地となっている。

A 甲府市
山梨県の県庁所在地は甲府市です。実は山梨市だけでなく、栃木市と沖縄市も、県名と同じ市名ですが県庁所在地ではありません。

Q 03
老眼が始まったのか、趣味のレース編みで網目が見づらいのが最近の悩みの種です。

A 編み目
文脈的に〈糸と糸を組み合わせた部分〉を意味する「編み目」が適切です。「網目」だと「網」の編み目に限定されますね。

まちがいメモ

## 初級 05

まちがいの数　各 **1** 個

難易度　★☆☆

**01**

天候が穏やかなためか、今年は稲の成長が順調で、去年のような米不足は起こらないだろう。

**02**

フィギュアスケートのエキシビジョンは、試合とは違った選手の演技が見られて楽しいです。

**03**

「あかねさす 紫《むらさき》野《の》行《ゆ》き 標《しめ》野《の》行《ゆ》き 野《の》守《もり》は見ずや 君が袖振る」は額田大君《ぬかたのおおきみ》が詠んだ歌だ。

実施日
年　　月　　日

# 解答と解説 05

## Q 01

天候が穏やかなためか、今年は稲の成長が順調で、去年のような米不足は起こらないだろう。

**A 生長**

植物が育つ場合は「生長」を使うのが適切です。「成長」は人や動物が育つ場合や、事業の規模などが発展する場合に用います。

## Q 02

フィギュアスケートのエキシビジョンは、試合とは違った選手の演技が見られて楽しいです。

**A エキシビション**

英語では「exhibition」と書くため、実は「エキシビション」が正しい表記になります。

## Q 03

「あかねさす 紫《むらさき》野《の》行《ゆ》き 標《しめ》野《の》行《ゆ》き 野《の》守《もり》は見ずや 君が袖振る」は額田大君《ぬかたのおおきみ》が詠んだ歌だ。

**A 額田王《ぬかたのおおきみ》**

天武天皇と天智天皇から愛された、『万葉集』を代表する女流歌人で、「王」の一字を「おおきみ」と読みます。

まちがいメモ

## 初級 06

まちがいの数
各 1 個

難易度
★★☆

01
若手のビジネスパーソンの親睦を深めるため、青年会議所の主催で新年交換会を開きます。

02
初めて通る道のため、車両侵入禁止の標識を見落とし、違反切符を切られてしまった。

03
上司の言動があまりにコンプライアンスを無視していたので、意を決して諭《さと》した。

実施日
年　　月　　日

## 解答と解説 06

Q 01
若手のビジネスパーソンの親睦を深めるため、青年会議所の主催で新年交換会を開きます。

A 交歓会
プレゼントを交換する子ども向けの会なら、このままでもよいかもしれませんが、文脈的に〈お互いに打ち解けて楽しむ会〉である「交歓会」が適切です。

Q 02
初めて通る道のため、車両侵入禁止の標識を見落とし、違反切符を切られてしまった。

A 進入
「侵入」は〈不法に押し入ること〉という意味のため正しく思えますが、道路標識では〈進み入ること〉を意味する「進入」を使います。

Q 03
上司の言動があまりにコンプライアンスを無視していたので、意を決して諭《さと》した。

A 諫《いさ》めた
相手が上司の場合は、〈目上の人の非を指摘し、改めるように忠告する〉という意味の「諫める」が適切です。「諭す」はほぼ同じ意味ですが目下の者に用います。

まちがいメモ

## 初級 07

まちがいの数
各 1 個

難易度
★★☆

### 01

松尾芭蕉、与謝無村、小林一茶の3人は、それぞれ江戸時代の前期、中期、後期を代表する俳人です。

### 02

出張先で遭遇した大学時代の友人と、その晩は一緒に酒を飲み、昔話に花を咲かせた。

### 03

今日中にお金を工面しなければならないという弱みを見られて、金貸しに高い利息をふっかけられた。

実施日
年　　月　　日

# 解答と解説 07

## Q 01

松尾芭蕉、与謝無村、小林一茶の3人は、それぞれ江戸時代の前期、中期、後期を代表する俳人です。

A 与謝蕪村

絵画の方面でも才能を発揮した蕪村は、客観的かつ絵画的な印象の名句を多数残し、明治時代に俳句革新運動を主導した正岡子規に影響を与えました。

## Q 02

出張先で遭遇した大学時代の友人と、その晩は一緒に酒を飲み、昔話に花を咲かせた。

A 巡り会った または 偶然再会した

「遭遇」は〈思わぬ人やものと不意に出会う〉という意味ですが、好ましくない場合に用いるため、文脈的に適切ではありません。

## Q 03

今日中にお金を工面しなければならないという弱みを見られて、金貸しに高い利息をふっかけられた。

A 足元

「足元を見る」は〈人の弱みにつけこむ〉という意味の慣用表現です。江戸時代の宿場町で、旅人の足元を見て疲れが激しい人に、高い料金を要求したことに由来します。

まちがいメモ

## 初級 08

まちがいの数
各 1 個

難易度
★★☆

### 01

手塩をかけて育てた娘が頼りない男と結婚するのは、父親として心配でしょうがない。

### 02

よく「焼けぼっ栗に火がつく」というが、友人も高校の同窓会で元彼女と再会し、この度結婚した。

### 03

この間、キッチンカーで購入したアボガドと海老のサンドイッチが、とても美味《おい》しかったんだ。

実施日
年　月　日

## 解答と解説 08

Q 01手塩をかけて育てた娘が頼りない男と結婚するのは、父親として心配でしょうがない。

A 手塩にかけて
「手塩」とは味の微調整用に江戸時代の食膳に添えられた塩のことで、転じて「手塩にかける」で〈大切に育てる〉という意味になりました。

Q 02
よく「焼けぼっ栗に火がつく」というが、友人も高校の同窓会で元彼女と再会し、この度結婚した。

A 棒杭《ぼっくい》
一度焼けた杭は火がつきやすいことから転じて、「焼け棒杭に火がつく」は、主に一度別れた恋人同士が復縁する際に用いられる慣用表現です。

Q 03
この間、キッチンカーで購入したアボガドと海老のサンドイッチが、とても美味《おい》しかったんだ。

A アボカド
英語では「avocado」と表記するため、日本語では「アボカド」の表記が正しいです。

まちがいメモ

## 初級 09

まちがいの数
各 1 個

難易度
★★☆

01

心霊スポットで肝試しなんてやめなさい。「障らぬ神に祟《たた》りなし」っていうでしょ！

02

1933年に建設された東京都庭園美術館（旧朝香宮邸）は、アール・ヌーヴォー様式の美しい建物だ。

03

慌てた彼女は素足で外に出たため、真っ白な靴下は泥まみれになっていた。

実施日
年　月　日

## 解答と解説 09

Q 01

心霊スポットで肝試しなんてやめなさい。「障らぬ神に祟《たた》りなし」っていうでしょ！

A 触らぬ

「触らぬ神に祟りなし」は〈関わらなければ余計な災いを招かない〉という意味のため、〈差し支える〉という意味の「障る」を用いるのは誤りです。

Q 02

1933年に建設された東京都庭園美術館（旧朝香宮邸）は、アール・ヌーヴォー様式の美しい建物だ。

A アール・デコ

1910年代から1930年代にかけて欧米で流行した装飾の様式です。一方アール・ヌーヴォーは、それ以前のヨーロッパで盛んだった芸術運動とその芸術様式です。

Q 03

慌てた彼女は素足で外に出たため、真っ白な靴下は泥まみれになっていた。

A 裸足《はだし》

靴下が汚れているので〈靴下を履いていない足〉を意味する素足ではなく、〈履物を履いていない足〉を意味する裸足が適切です。

まちがいメモ

初級 10

まちがいの数
各 1 個

難易度
★★☆

01
人気が急速に加熱したせいで、そのアニメは公式グッズが高額転売され、ニュース番組でも取り上げられた。

02
『奥の細道』は「月日は白代の過客にして行きかふ年もまた旅人なり」という一文で始まる。

03
球団の敏腕スカウトが卯の目鷹の目で発掘してきた選手が一位指名された。

実施日
年　月　日

## 解答と解説 10

01

人気が急速に加熱したせいで、そのアニメは公式グッズが高額転売され、ニュース番組でも取り上げられた。

A 過熱

「加熱」には〈熱を加える〉という意味しかなく、〈景気や気分などが異常に高まること〉という意味も持つ「過熱」が適切です。

02

『奥の細道』は「月日は白代の過客にして行きかふ年もまた旅人なり」という一文で始まる。

A 百代

〈長い年月〉を意味する漢語で、『奥の細道』では「はくたい」と読むため、音と形が似ている「白」と「百」の字をまちがえないようにしましょう。

03

球団の敏腕スカウトが卵の目鷹の目で発掘してきた選手が一位指名された。

A 鵜《う》

鵜が魚を、鷹が小鳥を鋭い目つきで探すことから、〈熱心に探す様子〉を「鵜の目鷹の目」といいます。うさぎの「卯」は誤りです。

まちがいメモ

## 初級 11

まちがいの数
各 1 個

難易度
★★★

### 01
今日は財布を家に忘れてきたので、バーコード決済に使うスマートフォンの充電が切れたら万事窮すだ。

### 02
祖父はかなり筆が立つ人なので、曽孫にあたる我が子の命名書を書いてもらうことにした。

### 03
お腹が空いていたのか、梶田くんはざる蕎麦《そば》を2杯もお代わりしていた。

実施日
年　月　日

# 解答と解説 11

## 01

今日は財布を家に忘れてきたので、バーコード決済に使うスマートフォンの充電が切れたら万事窮すだ。

A 休す

「万事休す」は中国の『宋史』に由来する〈万策が尽きる〉という意味の成句のため、一見意味が合っている「窮す」は、実は誤りです。

## 02

祖父はかなり筆が立つ人なので、曾孫にあたる我が子の命名書を書いてもらうことにした。

A 達筆な または 能筆な

「筆が立つ」は〈文章を書くのがうまい〉という意味なので、〈文字が巧み〉という意味の「達筆」か、〈上手な文字を書く〉という意味の「能筆」が適切です。

## 03

お腹が空いていたのか、梶田くんはざる蕎麦《そば》を2杯もお代わりしていた。

A 2枚

ざる蕎麦は「枚」で数えます。一方、温かいつゆを掛ける掛け蕎麦は丼に盛るので「杯」で、茹でる前の乾麺の蕎麦は「束」や「把」で数えます。

まちがいメモ

初級 12

まちがいの数
各 1 個

難易度
★★★

01

憧れているモデルのしかみに倣《なら》い、今日から朝食をスムージーにしたが、10時にはお腹が空いてしまった。

02

美味《おい》しい薄茶を淹《い》れるため、電気ポットで沸かしたお湯を適温まで冷ました。

03

明るいイメージで供花っぽくないかもしれないが、故人が好きな日向葵《ひまわり》を飾ってもらおう。

## 解答と解説 12

実施日　年　月　日

**01** 憧れているモデルのしかみに倣《なら》い、今日から朝食をスムージーにしたが、10時にはお腹が空いてしまった。

**A** ひそみ

「ひそみ」は顔をしかめることで、「しかみ」と同義語です。ただ「ひそみに倣う」は成句で、むやみやたらにひとまねすることを批判したり、ひとまねを謙遜したりする際に使います。

**02** 美味《おい》しい薄茶を淹《い》れるため、電気ポットで沸かしたお湯を適温まで冷ました。

**A** 点《た》てる

「淹れる」は煎茶やコーヒーなどを飲める状態にする際に使われる言葉。茶碗に入れた抹茶にお湯をそそぎ茶筅《ちゃせん》で攪拌《かくはん》する薄茶や濃茶には「点てる」を用います。

**03** 明るいイメージで供花っぽくないかもしれないが、故人が好きな日向葵《ひまわり》を飾ってもらおう。

**A** 向日葵《ひまわり》

読みが「ひまわり」のため、つい「日」を先にしてしまいがちですが、「日に向かう葵」を漢文風に表記していると覚えましょう。

まちがいメモ

初級 13

まちがいの数
各 1 個

難易度
★★★

01
黒澤明の映画『乱』は、シェイクスピアの悲劇『ハムレット』をモチーフにしている名作だ。

02
校庭には1年生が植えた朝顔の鉢植えが並び、赤、青、黄の3色の花々が咲いている。

03
前の人があまりに長口舌をふるうものだから、私のスピーチ時間が削られてしまった。

実施日
年　月　日

# 解答と解説 13

01

黒澤明の映画『乱』は、シェイクスピアの悲劇『ハムレット』をモチーフにしている名作だ。

A リア王

年老いた戦国武将が家督を譲った長男と次男に裏切られる『乱』のモチーフは、『ハムレット』ではなく『リア王』です。

02

校庭には1年生が植えた朝顔の鉢植えが並び、赤、青、黄の3色の花々が咲いている。

A 白またはピンクまたは紫

同じ種類の花の色で、赤、青、黄の「色の三原色」が揃うことはほとんどなく、現時点では黄の朝顔は存在しません。

03

前の人があまりに長口舌をふるうものだから、私のスピーチ時間が削られてしまった。

A 長広舌

「広長舌（広く長くよく伸びる舌）」という仏の三十二相のひとつに由来する言葉から転じて、〈長々としゃべり続けること〉という意味です。

まちがいメモ

## 初級 14

まちがいの数
各 1 個

難易度
★★★

01
明治時代によく見られた着物に帽子やブーツを合わせる和洋折衷のファッションは、今見ても洒落ている。

02
多数決は民主主義の根幹のひとつだが、最近の若い政治家はあまりにも多数派に不和雷同するので困る。

03
その神社では可愛《かわい》らしい猫のハンコが押された御朱印が、1枚500円で配布されていて大人気だ。

実施日
年　月　日

## 解答と解説 14

Q 01

明治時代によく見られた着物に帽子やブーツを合わせる和洋折衷のファッションは、今見ても酒落ている。

A 洒落

「洒」と「酒」は形がよく似ているので要注意。「洒落」は形容詞的用法では〈言動や外見が垢抜けている〉、名詞では〈滑稽で気の利いた文句〉という意味合いが強いです。

Q 02

多数決は民主主義の根幹のひとつだが、最近の若い政治家はあまりにも多数派に不和雷同するので困る。

A 付和雷同

〈自分の考えがなく、他人の言動にすぐ賛同すること〉という意味の四字熟語ですが、実は「付和」も「雷同」も、ほぼ同じ意味を持つ言葉です。

Q 03

その神社では可愛《かわい》らしい猫のハンコが押された御朱印が、1枚500円で配布されていて大人気だ。

A 頒布《はんぷ》

「頒布」は無料・有料を問わず〈一般に広く配る〉という意味。無料で配ることを前提としている「配布」は文脈的に誤りです。

まちがいメモ

## 初級 15

まちがいの数
各 1 個

難易度
★★★

01
密室殺人事件のトリックの解明はまさに名探偵の独談場で、さながらドラマのようだった。

02
白石さんは気嫌が悪いようで、眉間に深いしわを刻み、一言も口を利かない。

03
離婚後は元夫からの養育費が滞り、シングルマザーとして散々苦渋をなめさせられた。

実施日 年 月 日

## 解答と解説 15

**Q 01**

密室殺人事件のトリックの解明はまさに名探偵の独談場で、さながらドラマのようだった。

**A 独擅場《どくせんじょう》 または 独壇場《どくだんじょう》**

〈その人だけが思うままに振る舞える状況や分野〉という意味で、「談」を使うのは誤り。本来は「独擅場」と表記しますが、誤用の「壇」の字の表記が定着しています。

**Q 02**

白石さんは気嫌が悪いようで、眉間に深いしわを刻み、一言も口を利かない。

**A 機嫌**

〈表情や態度に表れる気分のよしあし〉のことで、意味に引きずられて「気」の字を使わないよう注意しましょう。

**Q 03**

離婚後は元夫からの養育費が滞り、シングルマザーとして散々苦渋をなめさせられた。

**A 苦汁**

「苦汁をなめる」は苦い汁をなめるように〈つらい経験をする〉という意味です。〈苦しみ悩むこと〉という意味の「苦渋」は「苦渋の決断」といった表現に用います。

まちがいメモ

# 国語クイズ①

解答は93ページ

Q

次の❶～❻の人物に最も関連のある言葉を、下のA、Bの語群から1つずつ選びましょう。

❶ 大伴家持（　　）

❷ 鴨長明（　　）

❸ 近松門左衛門（　　）

❹ 太宰治（　　）

❺ 紫式部（　　）

❻ 夏目漱石（　　）

**A**

『枕草子』、『斜陽』、『十六夜日記』、『曾根崎心中』、『方丈記』、『藪の中』、『源氏物語』、『吾妻鏡』、『万葉集』、『東海道四谷怪談』、『坊つちゃん』、『舞姫』、『太平記』

**B**

古墳時代、江戸時代、奈良時代、飛鳥時代、安土桃山時代、平安時代、昭和時代、明治時代、鎌倉時代、室町時代、平成時代、大正時代、南北朝時代

# 中級編

前後の文脈から「まちがい」を導き出す問題や、国語以外の知識が必要な問題が増えているので、まずは文章をじっくり読むようにしましょう。

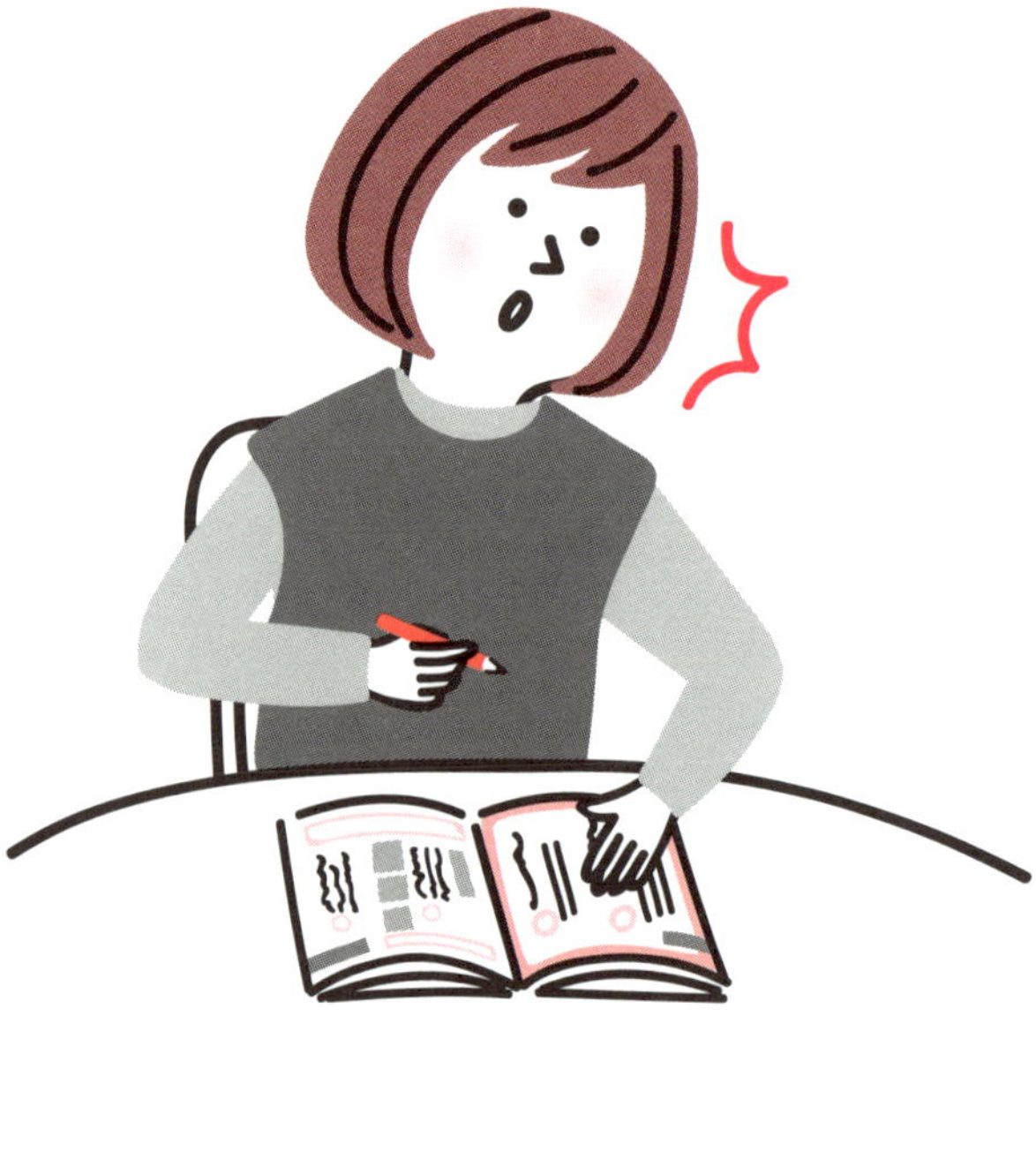

# 中級 01

まちがいの数
各 2 個

難易度
★☆☆

## 01

祇園精舎《ぎおんしょうじゃ》の鐘の声、諸行無常《しょぎょうむじょう》の響きあり。娑羅双樹《しゃらそうじゅ》の花の色、栄枯盛衰《えいこせいすい》の理《ことわり》をあらはす。おごれる人も久しからず、ただ春の夜の夢のごとし。

（『平家物語』より）

## 02

海外では水が貴重な地域が多く、シャワーだけで浴漕のない浴室が珍しくないが、このホテルのシャワーは給湯器が老旧化しているのか、お湯がぬるいし、しかも水圧が弱くて困る。

実施日
年　月　日

# 解答と解説 01

## Q 01

祇園《ぎおん》精舎《しょうじゃ》の鐘の声、諸行無情《しょぎょうむじょう》の響きあり。娑羅双樹《しゃらそうじゅ》の花の色、栄枯盛衰《えいこせいすい》の理《ことわり》をあらはす。おごれる人も久しからず、ただ春の夜の夢のごとし。

（『平家物語』より）

**A 諸行無常《しょぎょうむじょう》**

〈この世のすべては常に変化し生滅して、永遠に変わらないものはない〉という意味で、仏教に由来する言葉です。『平家物語』は繁栄した平家一門が滅びゆく諸行無常の物語なのです。

**A 盛者必衰《じょうしゃひっすい》**

〈栄えている者もいつかは必ず衰える〉という意味です。誤りの「栄枯盛衰」は〈繁栄したり衰退したりすること〉という意味で、微妙にニュアンスが異なります。

## Q 02

海外では水が貴重な地域が多く、シャワーだけで浴漕のない浴室が珍しくないが、このホテルのシャワーは給湯器が老旧化しているのか、お湯がぬるいし、しかも水圧が弱くて困る。

**A 浴槽**

「漕」の字は〈舟をこぐ〉という意味のため、〈水や酒を入れる器〉という意味を持つ「槽」の字を使うのが正しいです。

**A 老朽化**

〈年月の経過によってものの状態や機能が劣化すること〉という意味のため、〈くちる〉という意味を持つ「朽」の字を用いるのが適切です。

まちがいメモ

中級 02

まちがいの数 各 2 個

難易度 ★☆☆

01

高校時代の田代くんは、地元でも有名な折り紙つきの不良だった。しかし、尊敬できる先生と出会ったことで回心し、真面目に勉強するようになり、教職の道に進んだ。

02

母は二人姉妹の妹で、長女である叔母が婿を取って家業を継ぎました。ただ、子どもに恵まれなかったため、甥である私を養子に向かえたいと両親に頼んできたそうです。

実施日
年　月　日

# 解答と解説 02

## Q 01

高校時代の田代くんは、地元でも有名な折り紙つきの不良だった。しかし、尊敬できる先生と出会ったことで回心し、真面目に勉強するようになり、教職の道に進んだ。

A 札つき

「折り紙つき」は素晴らしいと保証ができる人やものに対して使われる言葉です。文脈的には〈悪い評判が定着していること〉という意味の「札つき」が正しいでしょう。

A 改心

「回心」はキリスト教徒が自分の罪を認め、信仰に立ち返る際に用いられる言葉です。文脈的には、〈自分の行いを反省して心を入れ替える〉という意味の「改心」が適切ですね。

## Q 02

母は二人姉妹の妹で、長女である叔母が婿を取って家業を継ぎました。ただ、子どもに恵まれなかったため、甥である私を養子に向かえたいと両親に頼んできたそうです。

A 伯母

「伯」の字には〈年長〉、「叔」の字には〈年少〉という意味があり、親の姉にあたる女性には「伯母」、妹にあたる女性には「叔母」を用います。「伯父」と「叔父」も同様です。

A 迎え

〈ある方向に移動する〉という意味の「向かう」を使うのは誤りです。文脈的には〈招き入れて仲間や家族にする〉という意味を持つ「迎える」が正しいです。

まちがいメモ

## 中級 03

まちがいの数
各 2 個

難易度
★☆☆

### 01

日本時間1963年11月23日、日米衛星中継の実験放送の実施日にリンカーン大統領が暗殺されたため、突然の悲報が飛び込んできた日本では上や下への大騒ぎとなった。

### 02

野菜ジュースを飲むことでビタミンを接種した気になっていたが、病気になってしまい、食事療法で野菜料理をたくさん食べるようになったら、以前より肌やお通じの調子がいい。

実施日
年　　月　　日

## 解答と解説 03

### Q 01

日本時間1963年11月23日、日米衛星中継の実験放送の実施日にリンカーン大統領が暗殺されたため、突然の悲報が飛び込んできた日本では上や下への大騒ぎとなった。

A ケネディ大統領

リンカーン大統領は19世紀に活躍した人物で、1865年に暗殺されています。

A 上を下への大騒ぎ

〈多くの人が慌てふためいている状態〉という意味で、上のものを下にしようとするほど混乱している様子が由来のため、「上や下へ」は誤りです。

### Q 02

野菜ジュースを飲むことでビタミンを接種した気になっていたが、病気になってしまい、食事療法で野菜料理をたくさん食べるようになったら、以前より肌やお通じの調子がいい。

A 摂取

〈体内に細菌・ウイルス・ワクチンなどを移植すること〉という意味の「接種」は誤りで、〈栄養物を体内に取り入れること〉という意味の「摂取」が文脈的に正しいです。

A 食餌

「食事療法」もよく目にしますが、本来は、〈病気を治すための食べ物〉という意味を持つ「食餌」が正しいでしょう。

まちがいメモ

# 中級 04

まちがいの数
各 2 個

難易度
★☆☆

## 01

事故車両から救出された少女は、最初は放神状態だったが、時間が経って落ち着きを取り戻すと、事故直前の様子を語ってくれた。だがその内容は、世間を大いに動謡させた。

## 02

短編小説『桜の木の下には』は、「桜の樹の下には屍体が埋まっている!」という衝激的な出だしで有名だ。しかし、作者の中島敦は夭折したため、作品数は少ない。

実施日
年　月　日

# 解答と解説 04

## Q 01

事故車両から救出された少女は、最初は放神状態だったが、時間が経って落ち着きを取り戻すと、事故直前の様子を語ってくれた。だがその内容は、世間を大いに動謡させた。

**A 放心**

〈魂が抜けたようにぼんやりとすること〉という意味です。〈安心・放念〉を意味する「放神」と混同しないようにしましょう。

**A 動揺**

〈心が揺れ動いて平静ではなくなること〉という意味のため、歌を意味する「謡」の字を用いるのは誤りです。

## Q 02

短編小説『桜の木の下には』は、「桜の樹の下には屍体が埋まっている!」という衝激的な出だしで有名だ。しかし、作者の中島敦は夭折したため、作品数は少ない。

**A 衝撃的な**

〈心を激しく動かされるような〉というショックの意味を持つ「撃」の字を、「激」の字と混同しないように注意しましょう。

**A 梶《かじ》井《い》基《もと》次《じ》郎《ろう》**

もうひとつの代表作『檸檬《れもん》』にちなみ、梶井の命日は「檸檬忌《れもんき》」と呼ばれています。一方、中島敦は梶井と同時期に活躍した小説家で、有名な『山月記』の作者です。二人とも病気で若くして亡くなっています。

まちがいメモ

## 中級 05

まちがいの数
各 2 個

難易度
★★☆

### 01

春は暁。やうやう白くなりゆく山際、少し明かりて、紫だちたる霞《かすみ》の細くたなびきたる。夏は夜。月の頃はさらなり、闇もなほ、蛍の多く飛びちがひたる。

（『枕草子』より）

### 02

急に激しい霙《みぞれ》が降ったせいで、その地域では住宅や車などが多数破損したうえ、負傷者まで出てしまった。また、農作物への被害もひどく、野菜の高値に発破を掛けるだろう。

実施日
年　　月　　日

## 解答と解説 05

Q 01

春は曙。やうやう白くなりゆく山際、少し明かりて、紫だちたる霞《かすみ》の細くたなびきたる。夏は夜。月の頃はさらなり、闇もなほ、蛍の多く飛びちがひたる。

（『枕草子』より）

A 曙《あけぼの》

孟浩然の『春暁』という漢詩も有名ですが、古典の時間によく暗記させられた『枕草子』の冒頭は、「春は曙」ですね。

A 雲

学生時代の記憶を振り返れば、すぐに「雲」だとわかるはずです。ちなみに、「霞」は霧や煙によって遠くの景色がぼんやりしている現象のことです。

Q 02

急に激しい霙《みぞれ》が降ったせいで、その地域では住宅や車などが多数破損したうえ、負傷者まで出てしまった。また、農作物への被害もひどく、野菜の高値に発破を掛けるだろう。

A 雹《ひょう》

「霙」は雨と雪が同時に降る状態のため、文中の被害状況から、直径5ミリ以上の氷の粒である「雹」が適切です。

A 拍車を掛ける

〈事態の進行を進める〉という慣用表現で、馬の腹に「拍車」を当てて馬を進ませることに由来します。〈荒々しい言葉で励ます〉という意味の「発破を掛ける」では文脈的に誤りです。

まちがいメモ

## 中級 06

まちがいの数
各 2 個

難易度
★★☆

### 01

1972年に発行された有吉佐和子の『痴人《ちじん》の愛』は、高齢者の認知症とその介護問題をリアルに描いた文学作品で、半世紀以上経った今でも色焦ることのない傑作である。

### 02

昨年の大会では初戦で大敗し、一杯地に塗《まみ》れたと思われた香川さんだが、その悔しさをばねに一年間努力を重ねたのだろう。今年の大会では見事優勝し、雪辱《せつじょく》を晴らした。

実施日
年　月　日

## 解答と解説 06

### Q 01

1972年に発行された有吉佐和子の『痴人《ちじん》の愛』は、高齢者の認知症とその介護問題をリアルに描いた文学作品で、半世紀以上経った今でも色焦ることのない傑作である。

A 恍惚《こうこつ》の人

『痴人の愛』は谷崎潤一郎の著作です。『恍惚の人』の大ヒットで、「恍惚の人」は1972年の流行語になりました。

A 色褪《あ》せる

比喩表現として〈以前のような魅力をなくす〉という意味を持ちます。〈気がせく〉〈不意のことで動揺する〉という意味の「焦る」では文脈的におかしいですね。

### Q 02

昨年の大会では初戦で大敗し、一杯地に塗《まみ》れたと思われた香川さんだが、その悔しさをばねに一年間努力を重ねたのだろう。今年の大会では見事優勝し、雪辱《せつじょく》を晴らした。

A 一敗

「一敗地に塗れる」は〈二度と立ち上がれないほど、大敗すること〉という意味です。「一杯」は「一敗」と同音で日常的な言葉ですが、混同しないように注意しましょう。

A 果たした

〈恥を雪《すす》ぐ〉という意味の「雪辱」には「果たす」を用います。「晴らす」を用いるのは「屈辱」ですので注意しましょう。

まちがいメモ

## 中級 07

まちがいの数
各 2 個

難易度
★★☆

### 01

大工の狭山さんは昨年、ワンマン社長として独立しました。かなり腕が立つうえ、昨今のリフォームブームもあいまって、建築師から仕事の依頼が引きも切らないそうです。

### 02

こと座の恒星・ベガは七夕の織姫星で、わし座の恒星・アルタイルは彦星とされています。この2つの星とはくちょう座の恒星・シリウスを、「冬の大三角」と呼びます。

実施日
年　月　日

# 解答と解説 07

## Q 01

大工の狭山さんは昨年、ワンマン社長として独立しました。かなり腕が立つうえ、昨今のリフォームブームもあいまって、建築師から仕事の依頼が引きも切らないそうです。

A 一人親方

「ワンマン社長」は〈独裁的な社長〉という意味のため、文脈的に建設業界の個人経営の事業主を意味する「一人親方」が適切でしょう。

A 建築士

実は、職業名につく「師」と「士」には明確な使い分けの基準がありません。「師」と「士」がつく職業を一度調べてみると面白いでしょう。

## Q 02

こと座の恒星・ベガは七夕の織姫星で、わし座の恒星・アルタイルは彦星とされています。この2つの星とはくちょう座の恒星・シリウスを、「冬の大三角」と呼びます。

A デネブ

シリウスは冬の星座であるおおいぬ座の恒星です。ちなみに、「デネブ」は〈めんどりの尾〉を意味するアラビア語に由来します。

A 夏の大三角

ベガが七夕の織姫星、アルタイルが彦星とされている点から、夏の星座であることがわかりますね。

まちがいメモ

## 中級 08

まちがいの数
各 2 個

難易度
★★★

01

丙午《ひのえうま》の年だった1966年には、「丙午の女性は気性が粗く、夫の寿命を縮める」という迷信のため産み控えが起きたが、次の丙午の年である2024年はどうなるだろう。

02

一旗上げるつもりで、会社を退職して店を開きましたが、物価上昇が続いているせいか世間の財布の紐はまだまだ固く、毎月の売上目標を達成できず青色吐息です。

実施日
年　月　日

## 解答と解説 08

### Q 01

丙午《ひのえうま》の年だった1966年には、「丙午の女性は気性が粗く、夫の寿命を縮める」という迷信のため産み控えが起きたが、次の丙午の年である2024年はどうなるだろう。

A 荒く

「粗い」は人やものの状態が細かくなかったり、ざらざらしていたりする際に使われるので、文脈的には激しさを表す「荒い」が適切です。

A 2026年

十干十二支のひとつである丙午は、60年に一度巡ってきます。そのため1966年の次の丙午の年は2026年になります。

### Q 02

一旗上げるつもりで、会社を退職して店を開きましたが、物価上昇が続いているせいか世間の財布の紐はまだまだ固く、毎月の売上目標を達成できず青色吐息です。

A 揚げる

「一旗揚げる」は〈成功を目指して事業などを始める〉という意味の慣用表現です。旗を掲げる場合、「上げる」ではなく「揚げる」を用います。

A 青息吐息

〈困り果てている状態〉を意味する四字熟語で、「青息」のみで〈苦しいときにつくため息〉という意味があります。髙橋真梨子のヒット曲『桃色吐息』に引きずられてはいけません。

まちがいメモ

中級 09

まちがいの数
各 2 個

難易度
★★★

01

同僚の角田さんは静岡県の伊豆大島出身で、帰省には竹芝客船ターミナルから出発するフェリーを使うそうです。以前、帰省のお土産に島の特産品であるオリーブ油を買ってきてくれました。

02

50年連れ添った祖父母が見せる阿吽の呼吸は、結婚したばかりの私にとって憧れだ。だから二人にあやかれるよう、夫と一緒に祖父母の銀婚式のお祝いを企画している。

# 解答と解説 09

実施日
年　月　日

Q 01

同僚の角田さんは静岡県の伊豆大島出身で、帰省には竹芝客船ターミナルから出発するフェリーを使うそうです。以前、帰省のお土産に島の特産品であるオリーブ油を買ってきてくれました。

A 東京都

静岡県東部に伊豆半島や伊豆市があるので紛らわしいですが、伊豆大島を含めた伊豆諸島は東京都に所属します。

A 椿油

都はるみの『アンコ椿は恋の花』でも歌われている通り、伊豆大島は椿の花が有名で、椿油が特産品です。オリーブ油が有名なのは、香川県の小豆島です。

Q 02

50年連れ添った祖父母が見せる阿叫の呼吸は、結婚したばかりの私にとって憧れだ。だから二人にあやかれるよう、夫と一緒に祖父母の銀婚式のお祝いを企画している。

A 阿吽の呼吸

〈お互いに理解し合い、何をするにも息がぴったり合うこと〉という意味で、「阿」は呼気を、「吽」は吸気を表します。形が似ていて日常的な「叫」の字とまちがえないようにしましょう。

A 金婚式

銀婚式は結婚25周年を祝うもので、結婚50周年を祝うのなら金婚式となります。ちなみに、結婚60周年はダイヤモンド婚式というそうです。

まちがいメモ

## 中級 10

まちがいの数
各 2 個

難易度
★★★

01

少子高齢化のため、どの業界でも人手不足が深刻化しています。インターンシップに参加している大学3年生を青田刈りする大企業もあり、学生にとっては買い手市場が続きそうです。

02

累計発行部数が1000万部を突破した余勢を買って、その漫画は実写化されたが、原作を無視した駄作との世評だった。制作サイドは自我自賛しているが……。

実施日
年　月　日

# 解答と解説 10

Q01

少子高齢化のため、どの業界でも人手不足が深刻化しています。インターンシップに参加している大学3年生を青田刈りする大企業もあり、学生にとっては買い手市場が続きそうです。

A 青田買い

生長後の稲の収穫を見越して購入する先物取引の一種のことで、転じて〈企業が新入社員の採用を早めに決めること〉という意味で用います。そのため青田の状態で「刈る」のは誤りです。

A 売り手市場

企業の求人数が求職者の数よりも多い状況を表す言葉です。「買い手市場」はその逆で、企業の求人数より求職者の数のほうが多い状況を表すため、人手不足という文脈に適していません。

Q02

累計発行部数が1000万部を突破した余勢を買って、その漫画は実写化されたが、原作を無視した駄作との世評だった。制作サイドは自我自賛しているが……。

A 駆って

「余勢を駆る」は〈何かを成し遂げた勢いで、別の何かを成す〉という意味の慣用表現で、連用形の「駆って」で使うことが多いため、「買って」と勘違いしがちなようです。

A 自画自賛

自分が描いた絵（画）を自分で賛美することから転じた、〈自分で自分をほめる〉という意味の四字熟語です。「画」を「我」とまちがえないでください。

まちがいメモ

# 国語クイズ②

解答は93ページ

## 01

次の❶〜❻の当て字の読みを書きましょう。

❶ 曹達（　　）
❷ 燐寸（　　）
❸ 乾酪（　　）
❹ 手風琴（　　）
❺ 天鵞絨（　　）
❻ 麦酒（　　）

## 02

次の❶〜❻の当て字で書かれた国の読みと、その首都名を書きましょう。

❶ 独逸（　　）
❷ 白耳義（　　）
❸ 越南（　　）
❹ 瑞西（　　）
❺ 葡萄牙（　　）
❻ 墺太利（　　）

# 上級編

上級編では問題文が長くなり、「まちがい」の数やその難易度も上昇しています。できるだけ集中できる時間帯に挑戦しましょう。

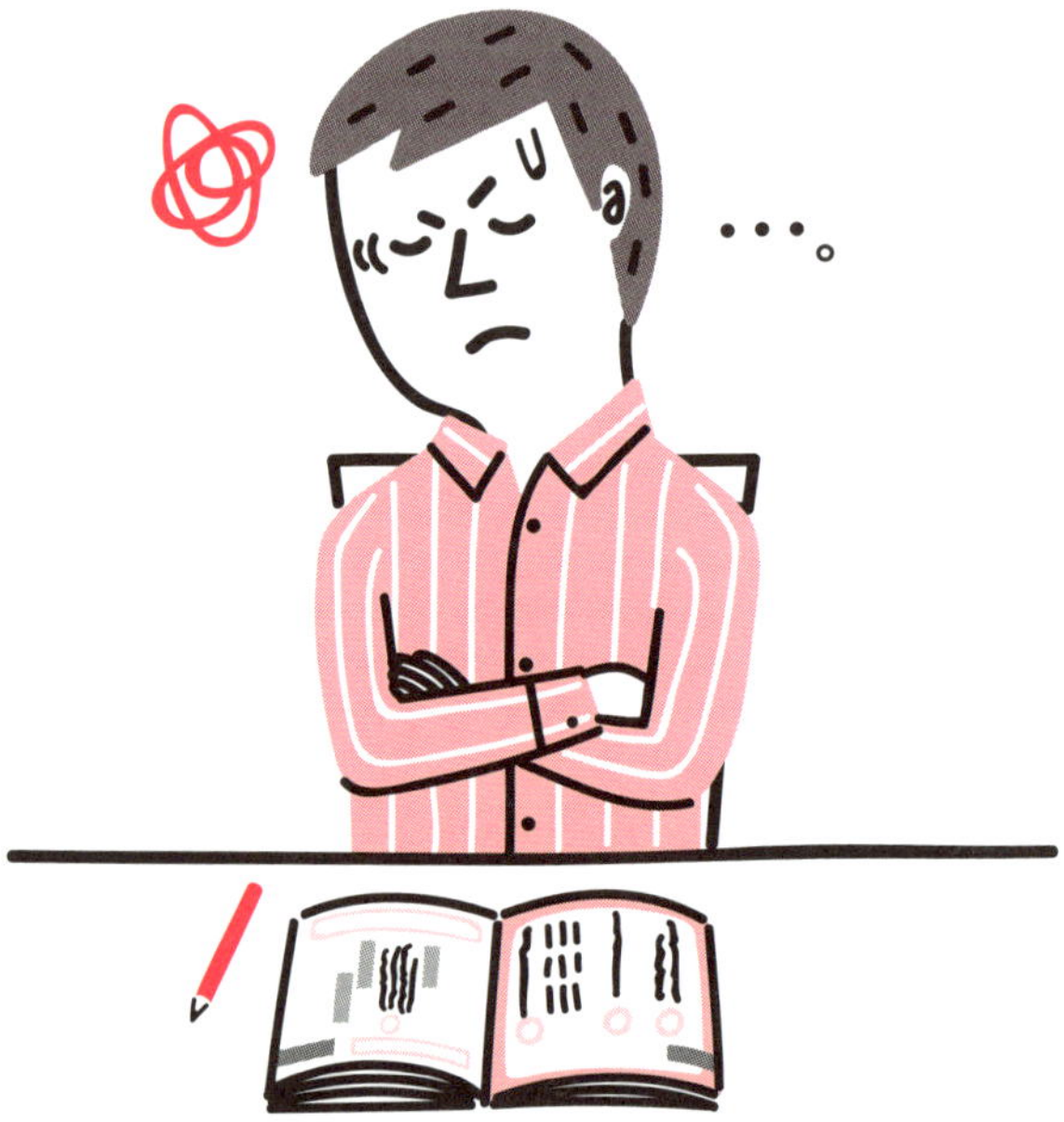

## 上級 01

まちがいの数
3 個

難易度
★☆☆

Q

沢田さんは声楽家を目指していたが、迂余曲折を経て、ヨーロッパのアンティーク家具のバイヤーになったそうだ。彼の目効きは確かで、富裕層の顧客を多勢抱えており、私の店の什器《じゅうき》も彼に見繕ってもらった。

実施日　年　月　日

## 解答と解説 01

Q

沢田さんは声楽家を目指していたが、迂余曲折を経て、ヨーロッパのアンティーク家具のバイヤーになったそうだ。彼の目効きは確かで、富裕層の顧客を多勢抱えており、私の店の什器《じゅうき》も彼《かれ》に見繕ってもらった。

A **紆余曲折**

「紆」は〈糸がもつれる〉、「迂」は〈行先にたくさん回り道しなければならないところがある〉という意味。意味が似ているため辞書にも「迂余曲折」が併記されていることがありますが、本来の使い方を守りたいですね。

A **目利き**

〈人やものの価値を見極める能力〉という意味です。一般的に、「効く」は薬など効果があるものに、「利く」は役に立ったり思い通りにできたりすることに使われます。

A **大勢**

大勢も多勢も意味的には同じですが、「おおぜい」と読む場合は「大勢」の表記が正しいです。「多勢」は「たぜい」と読み、「無勢」の対義語として使われるのがほとんどです。

まちがいメモ

上級 02

まちがいの数
3 個

難易度
★☆☆

Q

小学校の校長を勤める私は、かつての教え子たちから同窓会の特別ゲストによく招かれる。この間も、新成人になりやっとお酒が飲めるようになった子たちから「枯れ木も山の賑わいといいますし、先生もぜひご出席ください」と誘われた。

実施日
年　　月　　日

# 解答と解説 02

Q

小学校の校長を勤める私は、かつての教え子たちから同窓会の特別ゲストによく招かれる。この間も、新成人になりやっとお酒が飲めるようになった子たちから「枯れ木も山の賑わい」といいますし、先生もぜひご出席ください」と誘われた。

A **務める**

「勤める」は会社や団体に雇われて働いている場合に使うため、与えられた役割や役目を果たす場合に用いる「務める」が文脈的には適切です。

A **二十歳《はたち》（20歳）**

2022年4月1日から、成人年齢が20歳から18歳に変わりました。ただし、飲酒ができるのは変わらず20歳からです。

A **錦上《きんじょう》に花を添える**

〈良いものに良いものを加える〉という意味の「錦上に花を添える」が適切です。〈つまらないものでも、ないよりまし〉という意味の「枯れ木も山の賑わい」では不適切で失礼です。

まちがいメモ

上級 03

まちがいの数
3 個

難易度
★☆☆

Q

西洋では完全な左右対照こそ美の極地だと考えられていた。しかし、斜線や曲線が生み出すいびつさを持った日本美術が18世紀後半のヨーロッパに伝わって、モネやルノワールに代表される印象派の画家に影響を与えた。

実施日
年　　月　　日

# 解答と解説 03

Q

西洋では完全な左右対照こそ美の極地だと考えられていた。しかし、斜線や曲線が生み出すいびつさを持った日本美術が18世紀後半のヨーロッパに伝わって、モネやルノワールに代表される印象派の画家に影響を与えた。

A 対称

「対照」は〈照らし合わせること〉ですので、文脈的に〈釣り合う、シンメトリー〉という意味の「対称」が正しいです。ちなみに「対象」は〈目標となるもの、相手〉という意味です。

A 極致

「極地」は〈果ての土地〉という意味のため、文脈的には〈境地、最後にたどり着く場所〉という意味の「極致」が正しいです。

A 19世紀

江戸幕府が長く鎖国政策をとっていたため、日本美術がヨーロッパに広く伝わったのは、1853年の黒船来航をきっかけに開国してからです。18世紀はまだ鎖国中でした。

まちがいメモ

上級 04

まちがいの数

3 個

難易度

★☆☆

Q

我が家のハナちゃんは白、赤、黒の毛色を持つ、雌の三毛猫だ。ただかなりの腕白で、この間も張り直したばかりの障子に穴を開けてしまったのを見て、思わず大絶叫。でも、可愛いから結局は許してしまう。

実施日
年　月　日

# 解答と解説 04

Q

我が家のハナちゃんは白、赤、黒の毛色を持つ、雌の三毛猫だ。ただかなりの腕白で、この間も張り直したばかりの障子に穴を開けてしまったのを見て、思わず大絶叫。でも、可愛いから結局は許してしまう。

A 茶

三毛猫の毛色は一般的に白、茶、黒の三色のため、赤い毛色はおかしいですね。

A お転婆

「腕白」は〈暴れまわったり、言うことを聞かなかったりすること〉を意味し、特に男の子に対して用います。ハナちゃんは雌なので、〈男勝りの活発な女の子〉という意味の「お転婆」が適しています。

A 空けて

「開ける」は扉や窓など、閉じていたものを動かす場合に使います。文脈的には、空間を占めていたものをなくす場合や隙間を作る場合に使う「空ける」が正しいでしょう。

まちがいメモ

上級 05

まちがいの数

3 個

難易度

★★☆

Q

今週末の祖父の三周忌法要のために、喪服を購入することにした。3年前の葬儀や一周忌は高校の制服で参列したが、「大学生ならスーツと一緒に持っておけ」と、父がお金を出してくれたので、自分の懐を傷めることはなかった。

実施日
年　　月　　日

# 解答と解説 05

Q

今週末の祖父の三周忌法要のために、喪服を購入することにした。3年前の葬儀や一周忌は高校の制服で参列したが、「大学生ならスーツと一緒に持っておけ」と、父がお金を出してくれたので、自分の懐を傷めることはなかった。

A 三回忌

年忌法要は一周忌を除き、すべて「回忌」を用います。そのため「三周忌」は誤りです。

A 2年前

三回忌法要は死後満2年目に行います。そのため3年前が葬儀なのは正しくありません。ちなみに、三回忌以降は、七回忌、十三回忌、十七回忌、二十三回忌、二十五回忌、二十七回忌、三十三回忌、……というように続きます。

A 懐を痛める

「傷める」は食物の腐敗や建築物の損傷に用います。一方「痛める」は肉体的な痛みだけでなく、精神的な苦痛にも用い、「懐を痛める」で〈自分の所持金を使う〉という意味になります。

まちがいメモ

上級 06

まちがいの数
3 個

難易度
★★☆

Q

夫は優しくてとても頼りになる人だが、玉に傷なのが過度の虫嫌いという点だ。この間も、孫にバッタを手渡されて飛び上がっていたし、家にゴキブリが現れたら退治するのは私で、その間の彼は完全に木偶《でく》の棒と化している。

実施日
年　　月　　日

# 解答と解説 06

Q

夫は優しくてとても頼りになる人だが、玉に傷なのが過度の虫嫌いという点だ。この間も、孫にバッタを手渡されて飛び上がっていたし、家にゴキブリが現れたら退治するのは私で、その間の彼は完全に木偶《でく》の棒と化している。

A
玉に瑕《きず》

〈それさえなければ完璧というささやかな欠点〉という意味で、中国では傷があるために宝石と呼べなくなった玉を「玉瑕《ぎょっか》」と呼んだことが語源です。そのため「傷」ではなく「瑕」の字を用いましょう。

A
跳び上がって

「飛ぶ」は空中の移動や、水しぶきが散る際に使われる言葉です。文脈的に〈人や動物が地面を蹴って空中に上がる〉という意味の「跳ぶ」が正しいでしょう。

A
木偶の坊

「木偶」は木でできた操り人形のことで、転じて〈役立たずの人〉を意味します。頭に「木」の漢字が使われているので「棒」と勘違いしがちですが、人形を意味する「坊」を用いましょう。

まちがいメモ

上級 07

まちがいの数 3個

難易度 ★★☆

Q

その参議院議員は清廉潔白なイメージで当選したが、週刊誌に秘書へのパワハラを告発する記事が掲載されたのを革切りに、公共事業の業者からの贈賄疑惑で警察の捜査を受け、国会議員を辞任することになった。

実施日
年　　月　　日

## 解答と解説 07

Q

その参議院議員は清廉潔白なイメージで当選したが、週刊誌に秘書へのパワハラを告発する記事が掲載されたのを革切りに、公共事業の業者からの贈賄疑惑で警察の捜査を受け、国会議員を辞任することになった。

A 皮切り

〈物事のし始め〉という意味で、最初のお灸は皮を切られるように痛いことが語源だそうです。ちなみに、「皮」は加工前、「革」は加工後のものに用います。

A 収賄

「贈賄罪」は賄賂を贈った業者側の罪で、受け取った側の参議院議員の罪は「収賄罪」になります。ちなみに、賄賂を贈られても受け取っていなければ収賄の罪には問われません。

A 辞職

「辞任」は自分がついている役職から降りることです。議員という職業を辞めるのですから、文脈的に「辞職」が適切です。

まちがいメモ

## 上級 08

まちがいの数 3個

難易度 ★★★

Q

一回戦で初出場校が前回の優勝校を破る盤狂わせが起こったうえ、他の有力校も軒並み白星がついてしまったため、今年の甲子園の決勝戦はどちらの学校が勝っても初優勝になる。両校にとっては乗るか反るかの一戦となるだろう。

実施日
年　月　日

# 解答と解説 08

Q

一回戦で初出場校が前回の優勝校を破る盤狂わせが起こったうえ、他の有力校も軒並み白星がついてしまったため、今年の甲子園の決勝戦はどちらの学校が勝っても初優勝になる。両校にとっては乗るか反るかの一戦となるだろう。

A 黒星

相撲では勝てば白丸を、負ければ黒丸を星取表に書き込みます。これが転じて「白星」は勝利を、「黒星」は敗北を意味します。ここでは、文脈的に白星ではおかしいですね。

A 番狂わせ

〈予想外のことが起こり、順番が狂うこと〉という意味で、相撲の番付で下位の力士が上位の力士に勝つことに由来するため、「盤」の字はおかしいですね。

A 伸るか反るか

〈一か八か〉という意味で、矢の材料の竹がまっすぐなまま乾燥するか、それとも曲がってしまうかはわからないことに由来します。そのため「乗る」は誤用です。

まちがいメモ

## 上級 09

まちがいの数
3 個

難易度
★★★

Q

提出した企画が採用された商品が、操業以来の大ヒットとなったせいで、社長賞を最年少で獲得した。その授与式では雲の上の人である社長から賛辞をいただき、「お褒めに預かり光栄です」と返事するのが精一杯だった。

実施日
年　　月　　日

## 解答と解説 09

Q

提出した企画が採用された商品が、操業以来の大ヒットとなったせいで、社長賞を最年少で獲得した。その授与式では雲の上の人である社長から賛辞をいただき、「お褒めに預かり光栄です」と返事するのが精一杯だった。

A おかげで

「おかげで」も「せいで」も〈～が原因で〉という意味ですが、「せいで」は悪い結果をもたらす場合に、「おかげで」は良い結果をもたらす場合に使われます。

A 創業

「操業」は〈機械などを動かして作業すること〉という意味のため、文脈的には〈事業などを新しく始めること〉という意味の「創業」が適しています。

A 与《あず》り

「預かる」には〈頼まれて世話をする〉と〈保管する〉という意味しかなく、文脈に合いません。〈関係する〉と〈好意や恩恵を受け取る〉という意味の「与る」が適しています。

まちがいメモ

上級 10

まちがいの数

3 個

難易度

★★★

Q

「荻《おぎ》の花 尾花《おばな》 葛花《くずはな》 撫子《なでしこ》の花 女郎花《おみなえし》 また藤袴《ふじばかま》 朝顔の花」は、『貧窮問答歌《ひんきゅうもんどうか》』や『子等を思ふ歌』で有名な万葉歌人・山部赤人《やまべのあかひと》が秋の七草を詠んだ歌である。尾花は稲穂のことで、朝顔の花は現在の桔梗《ききょう》の花に該当する。

実施日
年　月　日

# 解答と解説 10

Q

「荻《おぎ》の花　尾花《おばな》　葛花《くずはな》　撫子《なでしこ》の花　女郎花《おみなえし》　また藤袴《ふじばかま》　朝顔の花」は、『貧窮問答歌《ひんきゅうもんどうか》』や『子等を思ふ歌』で有名な万葉歌人・山部赤人《やまべのあかひと》が秋の七草を詠んだ歌である。尾花は稲穂のことで、朝顔の花は現在の桔梗《ききょう》の花に該当する。

A　萩《はぎ》

「萩」は紅紫色の花をつけるマメ科の植物で、秋の花の代表格です。一方、漢字の形が酷似している「荻」は湿地帯などによく生えているイネ科の多年草で、外見は薄《すすき》に似ています。

A　山上憶良《やまのうえのおくら》

学生時代、日本史や古文の授業で『貧窮問答歌』とその作者を暗記した方も多いでしょう。一方、山部赤人は雄大な自然を詠んだ作品で有名な万葉歌人です。

A　薄《すすき》

薄はイネ科の多年草で、その穂が動物の尾のように見えるため「尾花」とも呼びます。「幽霊の正体見たり枯れ尾花」ということわざは、恐怖心があると夜風になびく枯れた薄でも幽霊に見えてしまう、ということを表しています。

まちがいメモ

# 国語クイズ③

解答は93ページ

## 01

次の❶〜❾の空欄に数字を書き込み、四字熟語を完成させましょう。

❶ 十人□色

❷ □面楚歌

❸ □載一遇

❹ 鎧袖《がいしゅう》□触

❺ □転八倒

❻ 孟母□遷

❼ 四苦□苦

❽ □里霧中

❾ 一罰□戒

## 02

Q01の❶〜❾の空欄に入る数字の和を求めましょう。

（　　）

## 03

Q01の❶〜❾の空欄に入る数字のうち、3番目に小さい数字と4番目に大きい数字の積を求めましょう。

（　　）

# 超級編

本書の最高難易度の問題ばかりですが、「スマートフォンでちょっと検索したい」といった誘惑に負けず、独力でがんばりましょう。

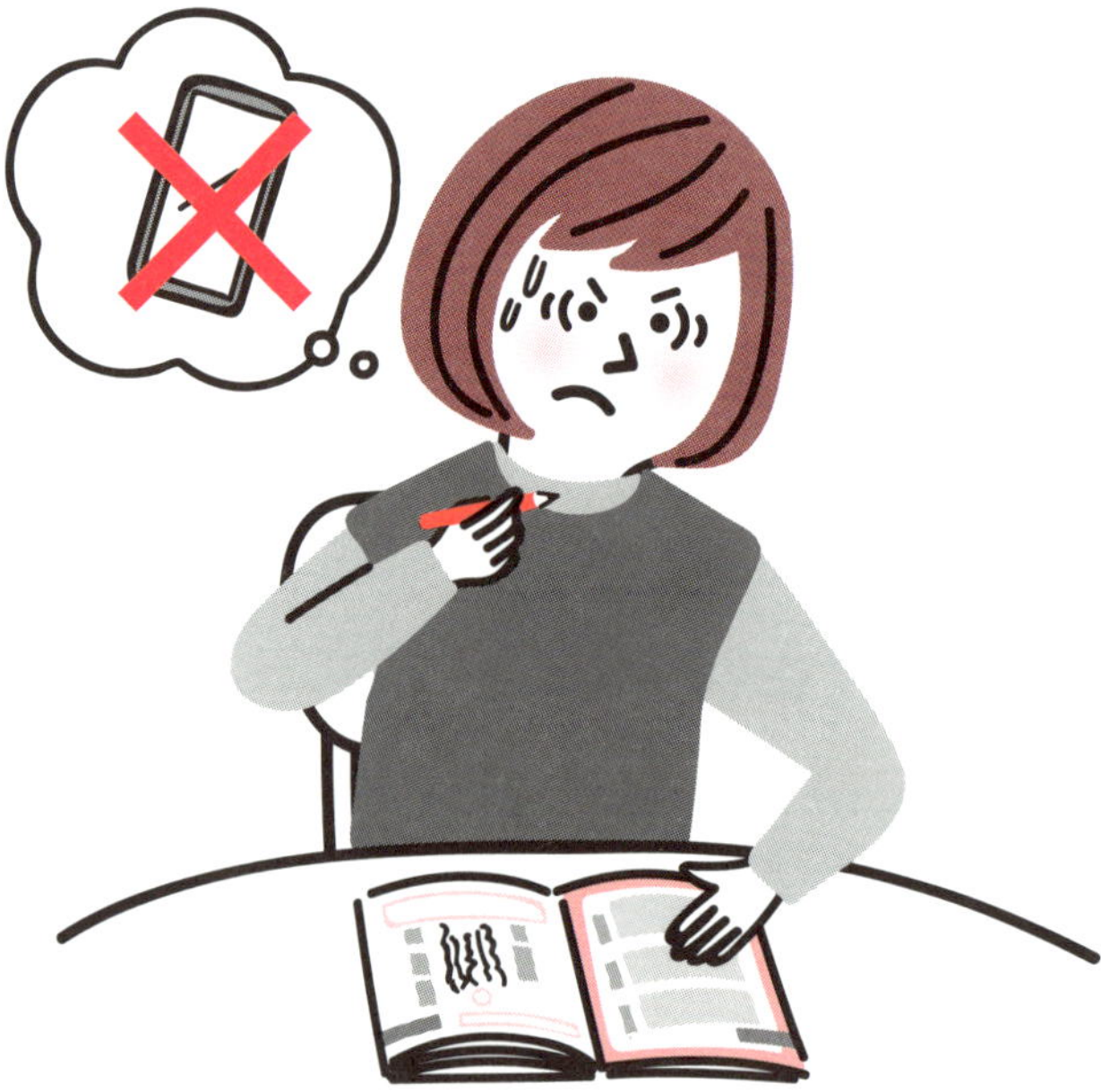

超級 01

まちがいの数

5 個

難易度

★☆☆

Q

近所の公園に、ずっと独りで遊んでいる5歳ぐらいの女の子がおり、ネグレストを受けていないか心配していた。ただ、不信者扱いされたらと思うと、おじさんの自分は声を掛けづらい。交番に相談に行こうか私案していたら、ご近所の奥様たちが結託して児童相談所に通報し、女の子は無事に保護されたそうだ。おかげで私も、愁眉《しゅうび》を閉じることができた。

実施日
年　月　日

## 解答と解説 01

近所の公園に、ずっと独りで遊んでいる5歳ぐらいの女の子がおり、ネグレストを受けていないか心配していた。ただ、不信者扱いされたらと思うと、おじさんの自分は声を掛けづらい。交番に相談に行こうか私案していたら、ご近所の奥様たちが結託して児童相談所に通報し、女の子は無事に保護されたそうだ。おかげで私も、愁眉《しゅうび》を閉じることができた。

A 不審者
文脈的には〈不明点があり、疑わしいこと〉という意味の「不審」な人であるほうが適切です。また「不信者」という言葉は、信仰心がない人というニュアンスが強くなります。

A ネグレクト
「ネグレクト」は保護者が被保護者の世話を怠る虐待の一種で、子どもに対するネグレクトは「育児放棄」と訳されます。そして「ネグレスト」は、ネグレクトを行う加害者側のことです。

A 愁眉《しゅうび》を開く
寄せていた眉根を元に戻すことが転じて、〈心配事がなくなりほっとすること〉という意味になります。

A 協力
「結託」には〈協力して事に当たる〉という意味があるものの、その事が悪事の場合によく使われるので要注意です。

A 思案
〈個人としての考え〉という意味の「私案」よりも、〈あれこれ考えること〉という意味の「思案」が文脈的に適切です。

まちがいメモ

## 超級 02

まちがいの数 5 個

難易度 ★☆☆

Q

久しぶりに会った友人は「うちの親父は去年還暦を迎えたとは思えないほど健啖家でね。ただ、右党だから甘いものはほとんど召し上がらなかったんだ。ところが、ロコモティブ症侯群の予防のため、散歩や筋トレでよく体を動かすようになったせいか、最近は大福やカステラのような和菓子に食指をそそられるみたいで、驚いたよ」と話してくれた。

実施日
年　　月　　日

## 解答と解説 02

Q

久しぶりに会った友人は「うちの親父は去年還歴を迎えたとは思えないほど健啖家でね。ただ、右党だから甘いものはほとんど召し上がらなかったんだ。ところが、ロコモティブ症候群の予防のため、散歩や筋トレでよく体を動かすようになったせいか、最近は大福やカステラのような和菓子に食指をそそられるみたいで、驚いたよ」と話してくれた。

A 還暦

「生まれた年の十干十二支〈暦〉に還る」という意味で、満60歳を「還暦」といいます。「暦」と同音で形も似ている「歴」とまちがえないようにしましょう。

A 左党 または 上戸 または 辛党

「右党」は〈酒が飲めず、甘党の人〉という意味です。そのため、文脈的に〈酒好きの人〉という意味の「左党」「上戸」「辛党」などが正しいでしょう。

A 食べなかった

「召し上がる」は「食べる」の尊敬語です。聞き手が他人の場合、自分の身内に敬語を用いるのは適切ではありませんね。

A 症候群

「候」と「侯」の字は形が酷似しているので、混同しないよう注意しましょう。「侯」の字は基本的に、諸侯・王侯・侯爵のような身分を示す言葉に用いられます。

A 食指が動く

故事成語のひとつで〈食欲がわく〉、さらに転じて〈物事に対して興味が生じる〉という意味を持ちます。「食指」は人差し指のことで〈食欲〉という意味はないため、「そそられる」を用いるのは誤りです。

まちがいメモ

## 超級 03

まちがいの数

5個

難易度

★★☆

# Q

俳優のBは鼻目秀麗《びもくしゅうれい》だが演技はいまいちで、しかもスタッフへの態度が横柄なため、業界人の間では野郎自大《やろうじだい》の類と嫌われている。しかし、大手の所属事務所の力で次々と話題作に出演し、事務所に付度《そんたく》したマスコミがBの提灯《ちょうちん》記事を掻き立てるため、世間的には若手人気俳優だ。だからこの間は、新駅のこけら落としに招かれ、テープカットをしていた。

# 実施日
年　　月　　日

# 解答と解説 03

俳優のBは鼻目秀麗《びもくしゅうれい》だが演技はいまいちで、しかもスタッフへの態度が横柄なため、業界人の間では野郎自大《やろうじだい》の類と嫌われている。しかし、大手の所属事務所の力で次々と話題作に出演し、事務所に忖度《そんたく》したマスコミがBの提灯《ちょうちん》記事を掻き立てるため、世間的には若手人気俳優だ。だからこの間は、新駅のこけら落としに招かれ、テープカットをしていた。

A 夜郎自大《やろうじだい》

夜郎という小国が、中国の漢王朝の使者に「漢と我が国のどちらが大きい」と問うた故事にちなむ、〈自分の実力を知らず威張っている者のこと〉という意味の成句です。

A 眉目秀麗《びもくしゅうれい》

〈顔形が非常に美しいこと〉という意味で、男性に使われる四字熟語です。顔立ちを意味する「目鼻立ち」と混同しないようにしましょう。

A 書き立てる

新聞や雑誌の記事に用いる場合〈大々的に取り上げて書く〉という意味になります。「掻き立てる」は、勢いよくかき混ぜたり、刺激を与えて感情や行動を起こすようにしたりする場合に用います。

A 忖度《そんたく》

森友学園問題の報道で急速に普及した言葉で、〈他人の心情を推し量ること〉という意味です。その結果、配慮すること〉という意味です。ただ、「忖」の字は日常的に使われないため、形が似ている「付」と誤解している人は少なくないようです。

A 開業式典（オープニング・セレモニー）

新駅とあるので、〈新しく完成した劇場の最初の興行〉を意味する「こけら落とし」は正しくありません。

## まちがいメモ

超級 04

まちがいの数

5個

難易度

★★☆

Q

5歳の上の孫は人見知りが激しく、初対面の大人には鳴きわめき、あやそうとしても取り付く暇もないほどだが、小学校では仲の良いお友達が何人もいるようなので、ひとまず安心している。一方、3歳になる下の孫は道ですれ違った人にも愛想を振りまくタイプで、可愛らしい半面、わがままなので、お友達と仲良くできているか心配だ。

実施日
年　月　日

## 解答と解説 04

Q

5歳の上の孫は人見知りが激しく、初対面の大人には鳴きわめき、あやそうとしても取り付く暇もないほどだが、小学校では仲の良いお友達が何人もいるようなので、ひとまず安心している。一方、3歳になる下の孫は道ですれ違った人にも愛想を振りまくタイプで、可愛らしい半面、わがままなので、お友達と仲良くできているか心配だ。

A 泣きわめき

「鳴く」は鳥や動物が声を出す場合に使います。ここでは、感情的になって声を出しながら涙を流す場合に使う「泣く」を使うのが適切です。

A 保育所（保育園）または 幼稚園

小学校に入学できるのは満6歳からなので、5歳の上の孫は保育所（保育園）か幼稚園に通っているはずですね。

A 取り付く島もない

〈頼りにすがる手がかりがない〉という意味の慣用表現です。航海に出た船が立ち寄る島を見つけられず、途方に暮れてしまう様子に由来するため、「暇」を使うのは誤りです。

A 反面

「半面」は〈物事の片方の面〉という意味のため、副詞的に用いて〈他の面から見た場合〉という意味になる「反面」が正しいです。

A 愛嬌《あいきょう》（敬）を振りまく または 愛想がいい

「愛嬌」は〈可愛らしいこと。憎めない表情や仕草〉、「愛想」は〈人当たりの良い態度〉という意味でよく似た言葉ですが、「振りまく」が使えるのは「愛嬌」のみです。

まちがいメモ

## 超級 05

まちがいの数
5 個

難易度
★★★

Q

私の趣味は、長野県の川中島や愛知県の関ヶ原といった戦国時代の古戦場を旅し、その地で采配を振るった武将たちの姿を想像することです。また、彼らが残した資料から、変化が目まぐるしい現代を生き抜くヒントを得るという温古知新も楽しんでいます。今度の家族旅行は静岡県の三方ヶ原に行きたいのですが、これまでは味方だった息子が反抗期に入ってしまい、暗雲が立ち込めています。

実施日
年　月　日

# 解答と解説 05

Q

私の趣味は、長野県の川中島や愛知県の関ヶ原といった戦国時代の古戦場を旅し、その地で采配を振るった武将たちの姿を想像することです。また、彼らが残した資料から、変化が目まぐるしい現代を生き抜くヒントを得るという温古知新も楽しんでいます。今度の家族旅行は静岡県の三方ヶ原に行きたいのですが、これまでは味方だった息子が反抗期に入ってしまい、暗雲が立ち込めています。

A　**采配を振った**

「采配」とは戦場で指揮をとる際に用いた道具で、「振る」を用います。一方、〈勢いよく振り動かす〉という意味の「振るう」は、拳や刀、さらに権力や手腕などに用います。

A　**岐阜県**

天下分け目の関ヶ原の戦いは、現在の岐阜県不破郡関ヶ原町が主戦場となりました。奇しくも、古代最大の内乱・壬申の乱も、この地で激闘が繰り広げられたそうです。

A　**史料**

「資料」は研究や調査の基礎となる材料のことです。ただ、歴史学では研究対象の時代に書かれた資料を「史料」と表記します。

A　**暗雲が垂れ込める**

黒い雲が空を覆って太陽の光を遮ることから転じて、不穏な気配が漂う様子を意味する表現です。「立ち込める」は煙や霧がその場に充満する場合に使うため、暗雲には〈低い位置に広がる〉という意味の「垂れ込む」を用いましょう。

A　**温故知新**

〈昔のことを研究し、今後に役立つ知見を得る〉という意味の四字熟語で、『論語』に由来するため、「古」と「故」の書きまちがいに要注意です。

まちがいメモ

# 国語クイズ　解答

## 国語クイズ①　37ページ

❶『万葉集』、奈良時代
❷『方丈記』、鎌倉時代
❸『曾根崎心中』、江戸時代
❹『斜陽』、昭和時代
❺『源氏物語』、平安時代
❻『坊っちゃん』、明治時代

**【語群Aのハズレの補足】**『枕草子』は紫式部と同じ平安時代の清少納言の作品で、鴨長明の『方丈記』や兼好法師の『徒然草』とともに、「三大随筆」に数えられている。また『十六夜日記』は鎌倉時代の阿仏尼の作品。『藪の中』は明治時代から大正時代にかけて活躍した、太宰治が憧れた芥川龍之介の作品。『吾妻鏡』は鎌倉時代に成立した歴史書。『東海道四谷怪談』は江戸時代に活躍した鶴屋南北の作品。『舞姫』は夏目漱石と並ぶ明治の文豪・森鷗外の代表作。『太平記』は室町時代に成立したとされる、南北朝時代の動乱を描いた軍記物語。

## 国語クイズ②　59ページ

**Q01**

❶ソーダ
❷マッチ
❸チーズ
❹アコーディオン
❺ビロード
❻ビール

**Q02**

❶読み・ドイツ
首都名・ベルリン
❷読み・ベルギー
首都名・ブリュッセル
❸読み・ベトナム
首都名・ハノイ
❹読み・スイス
首都名・ベルン
❺読み・ポルトガル
首都名・リスボン
❻読み・オーストリア
首都名・ウィーン

## 国語クイズ③　81ページ

**Q01**

❶十人**十**色
❷**四**面楚歌
❸**千**載一遇
❹鎧袖《がいしゅう》**一**触
❺**七**転八倒
❻孟母**三**遷
❼四苦**八**苦
❽**五**里霧中
❾一罰**百**戒

**Q02**

「和」は足し算の結果のことです。
つまり、10＋4＋1000＋1＋7＋3＋8＋5＋100＝1138

**Q03**

「積」は掛け算の結果のことです。
つまり、4×8＝32

# おわりに

本書には初級編から超級編まで合わせて、「まちがい」が隠された問題を80問掲載しています（章間に設けた気分転換の「国語クイズ」を除く）。

合計140個もある「まちがい」は、記憶力・判断力・言語能力・遂行力・計算力を鍛えるために、「文章を手書きする際にありそうな漢字の誤り」や「使い分けに悩む同音異義の漢字や熟語」といった語彙力が試される「まちがい」だけではなく、文脈を読むことで導き出されたり、発見するためには国語以外の豊富な知識が必要となったりする「まちがい」も含まれています。

とはいえ、誤用が普及してしまった結果、そもそも正しい意味や表現を知らないことも少なくありません。本書の「まちがい」も、そうした思い違いに付け込んだものが多いため、答え合わせの際に「なんという底意地の悪い問題だ！」と、怒髪天を突いた方がいるかもしれませんね。

しかし、怒りのようなネガティブな感情は、脳の一部を萎縮させて認知機能を低下させることがわかっています。逆に「笑う角には福来る」ということわざの通り、ポジティブな感情は脳の活性化を促します。

ですから「まちがい」を正しく見つけ出せなくても、「こいつは一本取られたな」など、面白がっていただけると幸いです。そして、本書が「知らないことや、わからないことを調べる楽しさ」を思い出すきっかけになったのなら、この上ない喜びです。

最期になりますが、この「おわりに」にも、実は**「まちがい」が4個**あります。答えは次のページにありますので、ぜひ探してみてください。

**山口謠司**

## 監修　山口謠司（やまぐち・ようじ）

1963年、長崎県佐世保市に生まれる。平成国際大学新学部設置準備室学術顧問。大東文化大学名誉教授。中国山東大学客員教授。博士（中国学）。大東文化大学大学院、フランス国立高等研究院人文科学研究所大学院に学ぶ。専門は文献学、書誌学、日本語史など。2016年に上梓した『日本語を作った男 上田万年とその時代』（集英社インターナショナル）で第29回和辻哲郎文化賞を受賞。そのほか、『心とカラダを整える おとなのための1分音読』（自由国民社）、『頭のいい子に育つ 0歳からの親子で音読』（さくら舎）、『えんぴつで脳を鍛える! なぞりがき百人一首』（宝島社）など、日本語を活用した脳トレ本を多数手がけている。

## STAFF

| | |
|---|---|
| 編集 | 山下孝子（株式会社ファミリーマガジン） |
| カバーデザイン | 山下真理子（株式会社ファミリーマガジン） |
| 本文デザイン | 金井 毅（株式会社ファミリーマガジン） |
| DTP | 山下真理子、内藤千鶴、金井 毅（株式会社ファミリーマガジン） |
| イラスト | 桜井葉子 |
| 企画・編集 | 山口麻友、九内俊彦 |

### 「おわりに」の解答

**まちがい1**：94ページ6行目「同音異議」 ➡ **A1**：同音異義
**まちがい2**：94ページ12行目「怒髪天を突いた」 ➡ **A2**：怒髪天を衝いた
**まちがい3**：95ページ2行目「笑う角には福来る」 ➡ **A3**：笑う門には福来る
**まちがい4**：95ページ10行目「最期」 ➡ **A4**：最後


# 正しい文になおして脳トレ
# まちがい日本語さがし

2025年 3月28日　第1刷発行

監修　山口謠司

発行人　関川 誠
発行所　株式会社宝島社
〒102-8388 東京都千代田区一番町25番地
電話（営業）03-3234-4621
電話（編集）03-3239-0646
https://tkj.jp
印刷・製本　中央精版印刷株式会社




ISBN 978-4-299-06563-6